Come Perdere il Grasso della Pancia In italiano/ How To Lose Belly Fat In Italian:

Una Guida Completa per Perdere Peso e Raggiungere una Pancia Piatta

o danni che possono accadere loro dopo aver intrapreso le informazioni qui descritte.

Inoltre, le informazioni nelle pagine seguenti sono intese solo a scopo informativo e dovrebbero quindi essere considerate universali. Come si addice alla sua natura, è presentato senza garanzia per quanto riguarda la sua validità prolungata o la qualità provvisoria. I marchi citati sono fatti senza il consenso scritto e in nessun modo essere considerati un'approvazione da parte del Titolare del marchio.

Indice

Introduzione 5

Capitolo 1: Benvenuto.. 6

Capitolo 2: Capire il Grasso della Pancia e le Calorie 10

Capitolo 3: Comprendere il Consumo di Energia nel Corpo 18

Capitolo 4: Come Cambia Il Vostro Corpo 22

Capitolo 5: Cosa NON Mangiare.. 26

Capitolo 6: Dieta Sana 34

Capitolo 7: Preparazione Del Pasto 38

Capitolo 8: Cosa Bere 53

Capitolo 9: Lavorare con il Metabolismo............................... 58

Capitolo 10: Cardio e Allenamento dell'Allenamento 65

Capitolo 11: Il Quadro Generale 70

Conclusione... 72

Introduzione

Congratulazioni per aver scaricato *Come Perdere il Grasso sulla Pancia: Una Guida Completa per Perdere Peso e Raggiungere una Pancia Piatta* e grazie per averlo fatto.

Nei capitoli seguenti verranno discusse le migliori pratiche necessarie per perdere peso, mantenersi in forma e vivere uno stile di vita più sano. Non ci sono espedienti qui. Con il duro lavoro e la determinazione, si può avere la pancia piatta prima di rendersene conto!

Ci sono un sacco di libri su questo argomento sul mercato, grazie ancora per aver scelto questo! Ogni sforzo è stato fatto per garantire che sia pieno di quante più informazioni utili possibile, godetevelo!

Capitolo 1: Benvenuto

Ognuno ha qualcosa del proprio fisico che vuole cambiare. Solo l'8% degli americani si sente soddisfatto del proprio corpo, quindi tenete presente che non siete soli in questo viaggio verso un voi più magro. Infatti, negli Stati Uniti oltre il 50% degli uomini e il 70% delle donne tra i 50 ei 79 anni soffrono di una condizione nota come "obesità addominale". Indipendentemente dalla vostra età, l'aumento di peso è diventato un'epidemia nel 21 ° secolo. Ciò è dovuto al fatto che siamo circondati da alimenti ricchi di grassi e trasformati che sono prontamente disponibili per noi in qualsiasi momento giorno o notte. Come adulti impegnati, può essere difficile concentrarsi su alcuni degli aspetti più importanti della nostra vita, come la nostra salute. È facile farsi prendere dalle priorità quotidiane. Poi ci dimentichiamo quello che serve per raggiungere e mantenere una dieta sana e regime di esercizio. Questo è particolarmente vero quando si tratta di grasso della pancia. Può essere difficile combattere la tentazione di cibo conveniente e gustoso ma con la giusta mentalità, tutto è possibile.

Come sappiamo, qualsiasi grasso indesiderato è visto come un ostacolo, ma il grasso della pancia può essere particolarmente difficile da eliminare. Il grasso della pancia può essere più di un semplice fastidio sgradevole, però. E' anche incredibilmente dannoso per la salute. Il grasso della pancia, chiamato anche grasso viscerale, è un grande fattore di rischio per ictus, diabete di tipo 2, malattie cardiache e pressione alta. Il grasso viscerale si riferisce al grasso che si accumula in profondità sotto la pelle. Si trova proprio sopra i muscoli addominali, rendendo difficile sentirli o vederli. La maggior parte delle organizzazioni sanitarie utilizzano BMI (indice di massa corporea) per prevedere il rischio di malattie legate al grasso e determinare il peso. Potete calcolare il vostro BMI in due modi diversi. Potete trovare online le calcolatrici per determinare il vostro IMC, oppure potete dividere il vostro peso in chilogrammi per la vostra altezza in metri quadrati. Un IMC di 27,3 è considerato sovrappeso per le donne e un IMC di 27,8 è considerato sovrappeso per gli uomini. Non lasciare che i numeri vi intimidiscano. Indipendentemente dal vostro IMC, avete fatto il passo giusto per avere un addome favoloso e uno stile di vita più sano.

È facile credere che il grasso della pancia sia il grasso più testardo da sconfiggere. È una cosa che la maggior parte di noi sa da anni, ma perché è così difficile scendere e tenersi lontani? Gli scienziati sostengono che il grasso della pancia è più difficile da spostare rispetto a qualsiasi altra parte del corpo. Questo perché le cellule di grasso nell'addome non rispondono rapidamente al processo di combustione dei grassi noto come lipolisi. Unite questo con un'agenda fitta di impegni e una quantità infinita di opzioni malsane, e avrete una ciccia di pancia testarda che sembra impossibile da perdere.

Naturalmente, la dieta non è l'unica componente del prendere a calci la ciccia. L'esercizio svolge un ruolo enorme nel bruciare i grassi e costruire muscoli. Indipendentemente da quello che vedete online, fare 100 sit-up al giorno non vi farà venire la pancia piatta. Nemmeno quelle macchine addominali all'avanguardia che vedete sulle televendite a tarda notte vi daranno i risultati che state cercando senza aiuto. A dire il vero, la combinazione di dieta costante ed esercizio fisico è l'unico modo per raggiungere il corpo duro come la roccia che avete immaginato per anni. Basta ricordare che la dieta e l'esercizio fisico non devono essere noiosi. Trovate un'attività che vi piace e cibi che vi piacciono per rendere la transizione molto più facile.

Anche reclutare un amico che ti accompagni nel viaggio può trasformare un compito in un grande momento! Per vostra fortuna, questa gilda vi fornirà tutte le conoscenze necessarie per avere successo con la vostra nuova dieta e la vostra nuova routine di esercizio fisico.

Ora, so cosa state pensando. Abbiamo visto tutti quelle diete che affermano di essere la soluzione miracolosa ai vostri problemi di perdita di peso. In genere coinvolgono metodi non ortodossi come la dieta liquida o la dieta "pazza per il cavolo". Anche se ci sono centinaia, su centinaia di diete di moda che circolano sui media che pretendono di farti magro durante la notte, si finisce sempre per rimanere delusi e affamati. Purtroppo, non c'è una soluzione magica per perdere il grasso della pancia nascosto in questo libro. Come la maggior parte delle cose, la ricompensa del vostro corpo perfetto verrà dal duro lavoro e dalla coerenza. Affrontare questo cambiamento di stile di vita non sarà una passeggiata nel parco, ma la parte più difficile è prendere la decisione di fare il primo passo. Prendetevi un momento per congratularvi con voi stessi per esservi impegnati per una più in forma, più felici!

Indipendentemente dal vostro livello di esperienza con la dieta e l'esercizio fisico, *Come perdere il grasso della pancia: una guida completa per perdere peso e il raggiungimento di una pancia piatta* vi insegnerà i fondamenti di perdere peso in eccesso e tenerlo fuori. Se state cercando di ottenere quella figura sexy indietro o di perdere peso per adattarsi al vestito perfetto per un'occasione speciale, questa guida vi darà le informazioni necessarie per raggiungere i vostri obiettivi e guardare fantastico mentre lo fanno! Mentre vi muovete attraverso il libro, vedrete che abbiamo scomposto i componenti di uno stile di vita sano e orientato all'eliminazione del grasso viscerale. Abbiamo ridotto il tutto a sezioni semplici e facili da seguire che vi terranno motivati e impegnati. Imparerete i fondamenti che stanno dietro ai grassi e alle calorie, come funziona il vostro metabolismo e come lavorare con esso, il giusto tipo di esercizio fisico e la dieta necessaria per creare e mantenere la pancia piatta, cosa NON mangiare, e i cambiamenti fisici da aspettarsi durante la transizione nel vostro nuovo corpo.

Se siete pronti ad avere lo stomaco piatto, imparate a conoscere i cibi che vi alimentano, a essere fantastici in qualsiasi cosa e a diventare una persona più sicura di sé, allora tenetevi forte! Questa guida vi insegnerà un approccio naturale alla perdita di grasso e vi farà girare la testa in poco tempo!

Capitolo 2: Capire il Grasso della Pancia e le Calorie

Comprendere il Processo Biologico

Ecologicamente, i nostri corpi sono stati progettati per la sopravvivenza. Migliaia di anni fa, quando cacciavamo e cercavamo il cibo, avere riserve di grasso extra era fondamentale per vivere una lunga vita. Ora che abbiamo ristoranti ad ogni angolo, i meccanismi un tempo progettati per tenere il passo, ora fanno il contrario. Gli esseri umani sono fatti per amare lo zucchero e il grasso. Questo perché lo zucchero e i grassi erano un tempo utilizzati come energia leggera che manteneva in vita i nostri antenati. I grassi e gli zuccheri pesano meno dei muscoli, quindi il nostro istinto ci dice di cogliere ogni occasione per ingozzarci di cibi grassi e zuccherati per evitare di morire di fame. Questo è anche il motivo per cui lo zucchero e i grassi hanno un sapore così buono. Ora abbiamo un tratto digestivo che è orientato a immagazzinare il maggior numero possibile di calorie in eccesso, il che è un peccato in una società dove quasi tutto è denso di calorie. Anche se il nostro corpo è fatto per reggere il peso in eccesso, come il grasso della pancia, questo non significa che non possiamo reagire.

Qual è la Differenza tra Calorie e Grassi?

Il primo passo per capire la perdita di peso è riconoscere la differenza tra grasso e calorie. I grassi sono essenziali per la vita umana. È uno dei sei nutrienti necessari per avere un corpo e una mente sani insieme a carboidrati, proteine, acqua, vitamine e minerali. Tre dei sei nutrienti essenziali forniscono al corpo calorie. Quelli sono proteine, carboidrati e grassi. Le calorie sono unità di misura classificate come la quantità di energia che viene rilasciata quando il nostro corpo elabora il cibo. Il corpo immagazzina le calorie in eccesso nelle cellule adipose, di cui abbiamo un numero infinito. Più alto è il numero di calorie, maggiore è l'energia che il cibo può fornire al nostro corpo. Quando consumiamo più calorie di quante ce ne servono, il nostro corpo le immagazzina come grasso.

Capire Il Grasso

Il grasso ha una moltitudine di funzioni all'interno del corpo umano. Il grasso può essere conservato in luoghi diversi dalla zona addominale, come il fegato e il muscolo scheletrico. Il grasso è responsabile della regolazione della produzione ormonale, aiuta a trasportare le vitamine e i minerali in tutto il corpo, fornisce la struttura cellulare e protegge gli organi vitali. Serve come fonte di energia per l'infinità delle funzioni cellulari ed è responsabile di circa il 70% dell'energia utilizzata per le funzioni corporee a riposo. Inutile dire che non possiamo sopravvivere senza sostanze nutritive grasse.

Diversi Tipi di Grassi

Potreste aver visto o sentito le parole "saturo" o "grasso trans" per tutta la vita, ma cosa significano in realtà? I grassi trans sono grassi prodotti dall'olio che vengono creati attraverso un metodo di lavorazione alimentare chiamato idrogenazione parziale. È possibile trovare questi tipi di grassi in tutti gli alimenti trasformati, come il fast food. Questi grassi hanno la tendenza ad abbassare i livelli di colesterolo buono o lipoproteine ad alta densità (HDL) e ad aumentare i livelli di colesterolo cattivo o lipoproteine a bassa densità (LDL). Avere il colesterolo alto è direttamente collegato alle malattie cardiache e, naturalmente, all'aumento di peso.

Purtroppo, molti degli alimenti che troviamo deliziosi contengono grassi saturi. Sono ricchi di calorie con poco o nessun valore nutrizionale. Esempi di questi alimenti sono pancetta, salsiccia, patatine fritte e hamburger. Le fonti proteiche, in particolare i prodotti caseari, e la carne rossa contengono grassi saturi. È importante capire quale tipo di proteina gioverà alla vostra perdita di peso rispetto a quale tipo può ostacolare il vostro progresso. Per ottenere una pancia piatta si dovrebbero ottenere proteine da carni magre o verdure e legumi come fagioli, lenticchie e tofu.

Anche se il grasso è uno dei tre nutrienti essenziali che ci forniscono energia, ha più del doppio di calorie per grammo rispetto ad entrambi i suoi omologhi. Un grammo di carboidrati o proteine renderebbe circa 4 calorie, mentre un grammo di grasso contiene 9 calorie. Fondamentalmente, si può mangiare la stessa quantità di carboidrati o proteine per metà delle calorie di grasso. La semplice spiegazione per raggiungere i vostri obiettivi di perdita di peso potrebbe essere quella di mangiare solo cibo a basso contenuto di grassi, e mentre mangiare cibi meno grassi vi aiuterà a perdere chili, non è sufficiente. Anche se mangiate cibi a basso contenuto calorico e non grassi, le calorie in eccesso possono comunque essere accumulate per l'avvolgitore, soprattutto nella pancia. Bisogna prestare molta attenzione a quante calorie si consumano da tutti e tre i tipi di sostanze nutritive al giorno. Per perdere peso, è necessario avere un deficit calorico, che si può ottenere bruciando più calorie di quante se ne consumino.

Non tutti i tipi di grasso fanno male a voi. I grassi insaturi provengono da oli vegetali, noci e semi. I grassi insaturi e monoinsaturi aiutano ad aumentare i livelli di colesterolo buono e, allo stesso tempo, a diminuire i livelli di colesterolo cattivo.

Essi forniscono nutrienti chiave che permettono alle cellule di assorbire le vitamine liposolubili come la vitamina D. I grassi polinsaturi sono anche una sana alternativa ai grassi saturi e trans. Omega-3 e Omega-6 sono alcuni dei grassi polinsaturi, che sono fondamentali per la regolazione della pressione sanguigna. Si dovrebbe sostituire l'assunzione giornaliera di grassi saturi con grassi insaturi come i nutrimenti monoinsaturi e polinsaturi. Potete trovare queste sostanze nutritive in avocado, noci, semi, pesci grassi e tofu.

Come determinare quanto grasso state mangiando

Leggere le etichette e poi rileggerle. La quantità di grasso sarà indicata sui dati nutrizionali sul retro del prodotto che si desidera acquistare. Le calorie totali saranno elencate, così come le calorie totali da grasso. La maggior parte delle etichette degli alimenti elenca anche la percentuale giornaliera di grassi all'interno di ogni porzione. Scegliete cibi con una bassa percentuale di grassi giornalieri. La quantità di grassi da consumare al giorno varia a seconda di quante calorie si consumano al giorno.

Il Vostro Apporto Calorico Giornaliero	Grasso da Consumare Ogni Giorno
2,500	83 grammi
2,200	73 grammi
2,000	65 grammi
1,800	60 grammi
1,200	40 grammi

La lettura delle etichette può essere noiosa e confusa, soprattutto quando la stampa sull'etichetta è fatta per ingannarvi. Potreste vedere alcuni prodotti con l'etichetta "a basso contenuto di grassi" o "colesterolo basso". I produttori devono rispettare le norme governative per utilizzare queste etichette sui loro alimenti. Se un prodotto dice grasso o senza zucchero, in realtà significa che ha meno di 0,5 grammi di zucchero o grasso. Se l'etichetta dice "a basso contenuto di grassi" contiene 3 grammi di grassi o meno. Tenetelo a mente mentre fate acquisti per evitare grassi malsani che vi impediscono di bruciare i grassi.

Stress e Grasso

Come la maggior parte degli aspetti del corpo umano, il grasso è influenzato dallo stress. È importante monitorare i livelli di stress e riconoscere ciò che porta la tensione nell'ottimizzare la perdita di peso. Quando il vostro corpo sopporta un momento di stress, si attivano i riflessi della fuga o della lotta. Questo fa sì che i livelli di cortisolo (l'ormone dello stress) salgano alle stelle, aumentando al contempo i livelli di insulina e abbassando la glicemia. Ciò si traduce in fame. Il vostro corpo presuppone che abbiate consumato un gran numero di calorie durante la reazione allo stress, come ad esempio la fuga dalla situazione di pericolo o la scelta di combattere. Anche se non c'è stata una rigorosa attività fisica, il vostro cervello inganna il vostro corpo a pensare che avete bisogno di reintegrare le calorie perse, causandovi un eccesso di cibo. Sono i momenti in cui ci si ritrova a cercare una fetta di pizza o del pollo fritto. Chiamano questo tipo di cibo confortante per una ragione. Il cervello rilascia sostanze chimiche che creano una sensazione calmante durante l'ingestione di questo cibo, che si ricollega al nostro bisogno preistorico di grassi e zuccheri per tenerci in vita.

Capire Le Calorie

Le calorie sono unità di misura classificate come la quantità di energia che viene rilasciata quando il nostro corpo si rompe e digerisce il cibo. Sono in tutto ciò che si mangia, dalle gomme, al ketchup, alle mentine e persino alle vitamine. Proprio come i grassi, non tutte le calorie vengono create allo stesso modo. Alcune calorie sono considerate "vuote" nel senso che non hanno alcun valore nutrizionale. Tecnicamente, si riceve la stessa quantità di energia da calorie vuote come si fa per le calorie ricche di nutrienti. Per esempio, si potrebbero mangiare 1500 calorie di fast food o 1500 calorie di verdure e trattenere la stessa quantità di energia da entrambi. La differenza è che se mangiate 1500 calorie di fast food, il vostro corpo supporrà che stiate usando tutta l'energia della vostra giornata in quel momento, invece di distribuire uniformemente il vostro apporto calorico giornaliero. Questo vi fa sentire intontiti e affamati molto prima della fine della vostra giornata lavorativa. Mangiare calorie vuote può portare a un ciclo infinito di fame e di sovralimentazione.

Come Le Calorie Influenzano Il Grasso

Nell'era del conteggio delle calorie e delle diete di moda, è facile credere che meno calorie si consumano, meglio è. Questo non è il caso, poiché tutti hanno un livello minimo di calorie che si dovrebbe consumare al giorno. Il numero varia a seconda del tuo BMI, età, livello di attività e sesso. Un chilo di grasso equivale a 3.500 calorie. Ecco quante calorie dovete bruciare per perdere così tanti grassi e diminuire l'apporto calorico di 500 per perdere una libbra alla settimana. Tenete presente che con la perdita di peso il vostro fabbisogno calorico diminuirà.

Poiché le calorie sono fondamentalmente il carburante del vostro corpo, è importante che ne abbiate abbastanza per mantenere la vostra energia durante le ore di veglia. Conoscere il numero di calorie necessarie per perdere peso è la chiave per ottenere la pancia piatta. Dovreste anche essere consapevoli di quali tipi di calorie state mangiando, poiché mangiare calorie vuote vi farà venire fame e più probabilmente vi allontanerete dalla vostra dieta.

Come Le Calorie Influenzano La Massa Muscolare

Quando si tratta di costruire il muscolo il tipo di calorie che si stanno consumando è molto importante. Se mangiaste 200 calorie di gelato, verrebbero assorbite dal corpo in modo molto diverso rispetto alle 200 calorie di ceci. Poiché i ceci sono ricchi di nutrienti e ricchi di fibre, è probabile che il 10% di queste calorie non venga assorbito affatto. È molto più probabile che aumenti la massa muscolare quando si mangia una dieta ricca di proteine e di sostanze nutritive rispetto a una dieta povera di sostanze nutritive e povera di fibre.

Come Determinare Quante Calorie State Mangiando

Per trovare il numero di calorie in un prodotto e il numero di calorie da grassi, trovare i dati nutrizionali sul retro del prodotto. È risaputo che la Food and Drug Administration (FDA) regola tutti i calcoli calorici di ogni fornitore di alimenti sul mercato. Quello che la FDA non vuole farvi sapere è che non potrebbe mai controllare due volte i calcoli calorici di tutti fino al decimale, al punto che un prodotto non è considerato "erroneamente etichettato" a meno che non abbia uno sconto superiore al 20%. Ciò significa che non tutti i conteggi di calorie elencati sono corretti. Se prendete qualcosa che sembra troppo sano per essere vero, scegliete qualcosa di più affidabile, come ad esempio grandi marche o alimenti integrali a base di piante.

Esercizio e Calorie

Come già detto in precedenza, l'esercizio fisico gioca un ruolo enorme nello sbarazzarsi di quella gomma a terra intorno al vostro centro e nel tonificare i muscoli sottostanti per darvi quella figura sexy. In che modo le calorie e l'esercizio fisico si relazionano? Come sapete, le calorie sono unità di misura progettate per determinare l'energia all'interno del corpo umano. Più energia si usa, più calorie si bruciano. Uscire e muoversi in giro eliminerà quelle calorie in più. Tutti gli esercizi influiscono sulla massa muscolare, sia che si tratti di camminare, correre, andare in bicicletta o nuotare. Questo permette al vostro corpo di bruciare continuamente calorie per molto tempo dopo la fine dell'allenamento. Una volta che si inizia a bruciare più calorie che si consumano, si inizia a perdere peso.

Capitolo 3: Comprendere il Consumo di Energia nel Corpo

Capire L'Energia

Il tema dell'energia è caldo nel 21 ° secolo. Gli scienziati cercano costantemente di trovare una fonte di energia più grande e migliore per alimentare il mondo. Pensate al vostro corpo come a una macchina ben calibrata che ha bisogno di energia (cibo) per funzionare correttamente. È possibile utilizzare il modo in cui il vostro corpo consuma vitalità per aiutarvi a ottenere in forma e sano!

Nella classe di scienze ci è stato insegnato che l'energia non può essere creata né distrutta. Questa è una legge fondamentale della scienza che sarà per sempre vera, ma cosa significa quando diciamo "bruciare calorie"? Fondamentalmente, significa solo bruciare le unità di potenza necessarie per farti andare. L'energia non può essere distrutta, ma deve essere convertita da una forma all'altra come l'energia meccanica per aiutarci a muoverci, l'energia termica per tenerci caldi e l'energia elettrica che ci permette di usare il nostro cervello. Il tipo di energia utilizzata all'interno del corpo è chiamato adenosina trifosfato (ATP). ATP è tecnicamente reazione chimica che il nostro corpo utilizza per svolgere i nostri processi biologici. Carboidrati, grassi e proteine sono i nutrienti che ci forniscono forza, ma i grassi forniscono la massima potenza. Queste funzioni aiutano nella regolazione ormonale, nella circolazione sanguigna, nella digestione e nella crescita cellulare. Se alcune calorie non vengono immediatamente utilizzate come energia, vengono immagazzinate come grassi.

Tipi di Energia

A seconda di ciò che mangiate, le calorie possono essere suddivise in diversi tipi di energia che il vostro corpo utilizzerà immediatamente o salverà per dopo. Ad esempio, se si mangia un pasto ricco di carboidrati e povero di cereali integrali, queste calorie vengono rapidamente ridotte al glucosio, che viene utilizzato per alimentare i muscoli. Questo farà sì che la glicemia aumenti e, poco dopo, i livelli di energia diminuiscano. Mangiare un pasto ricco di cereali integrali permetterà al tuo corpo di muoversi attraverso il processo di digestione molto più lentamente, consentendo alle riserve energetiche di essere coerenti per tutto il giorno. Volete alimentare il vostro corpo per bruciare i grassi intorno al vostro centro e costruire i muscoli. Tenetelo a mente come si implementa il nuovo regime di esercizio!

Come La Dieta Influisce Sulla Vostra Energia

Ora che avete capito come l'energia influisce sul corpo, potete iniziare a pianificare le vostre esigenze alimentari intorno alla quantità di energia di cui avrete bisogno per diventare un più snello voi stessi! Per ottenere una quantità ottimale di energia, è necessario seguire una dieta equilibrata ricca di verdure, grassi sani, oli sani, carboidrati non raffinati e proteine. Anche se dolci, caramelle e bevande energetiche possono dare una spinta di iperattività, si vuole stare lontani da loro per evitare l'incidente che forniscono poche ore dopo il consumo. Un altro modo per mantenere alti i livelli di energia sarebbe quello di mangiare frequentemente durante la giornata. Spuntini sani coerenti potrebbero sostituire la regola di base di tre pasti al giorno. Il vostro cervello ha bisogno di nutrienti costanti per funzionare, quindi quando sgranocchiate frutta o verdure ogni poche ore, è più probabile che vi sentiate energizzati e che abbiate una funzione cognitiva più elevata.

Rendere La Caffeina Vostro Amico

La caffeina è una parte enorme della cultura americana. Noi ammaliamo un'agenda fitta di impegni e riempiamo efficacemente tutto ciò di cui abbiamo bisogno in una giornata lavorativa di 8 ore, quindi, naturalmente, amiamo la caffeina! La maggior parte delle persone si sveglia la mattina presto per prendere un caffè e si sente incapace di funzionare senza di esso. La caffeina è uno stimolante, quindi ha la capacità di aumentare i vostri livelli di energia. A seconda di quanto si consuma e quando, la caffeina può essere una risorsa utile per rendere più attenti, ma fate attenzione. Il consumo di troppa caffeina può causare gravi nervosismi e persino insonnia. Quindi, godetevela con moderazione prima del momento più impegnativo della vostra giornata. Inoltre, attenzione alle bevande energetiche e alle bibite. Sono ad alto contenuto di zucchero e provocheranno una spirale discendente che vi lascerà stanchi e affamati.

Grasso ed Energia

Se si soffre di sovrappeso come il 30% della popolazione americana, probabilmente si passa una buona parte del tempo a stancarsi. Questo perché il peso extra sul vostro corpo, specialmente intorno alla sezione centrale, mette una pressione extra sulle vostre articolazioni. Questo rende difficile l'attività fisica e mette a rischio l'artrite, l'apnea notturna e l'asma. Il vostro corpo utilizza una grande quantità di energia per combattere il dolore e questo può farvi sentire stanchi. Quando si porta in giro una pancia grassa, mette più pressione sui polmoni e sul cuore, causando un'ulteriore stanchezza. Il controllo e il mantenimento del peso possono aiutare a recuperare le energie e a ridurre i rischi per la salute. La riduzione del peso è stata anche legata ad una riduzione della depressione. La depressione vi fa perdere le energie e vi impedisce di trovare la motivazione necessaria per vivere uno stile di vita sano. Non solo la salute vi darà una pancia più piatta e più energia, ma vi renderà anche una persona più felice! Se l'esercizio fisico non migliora la vostra depressione, considerate la possibilità di parlarne con il vostro medico.

Stress ed Energia

La riduzione dello stress è incredibilmente lunga quando si tratta di bruciare i grassi e di lavorare per quella pancia piatta. Più stress si incontra, più cortisolo il corpo produce. L'ormone dello stress vi fa venire fame e stanchezza. Quando si cede alle voglie, le calorie vanno direttamente alla pancia, ai fianchi e alle cosce. Ridurre i livelli di stress può sembrare difficile e forse intimidatorio, ma una volta che si inizia una routine di pratiche di rilassamento, si scopre che l'energia aumenta e le funzioni complessive del corpo sono migliorate. La meditazione è una pratica popolare in tutto il mondo che è stata conosciuta per ridurre i livelli di stress. Alcune persone usano l'esercizio fisico come una forma di meditazione commovente, ma ci sono innumerevoli altri modi per vivere una vita senza stress. Quando iniziate ad attuare una dieta sana e l'esercizio fisico nella vostra vita, assicuratevi di incorporare anche strategie di rilassamento. Dopo tutto, diventare la persona che si vuole essere dovrebbe essere un'esperienza positiva, non stressante.

Capitolo 4: Come Cambia Il Vostro Corpo

La Vostra Anatomia Che Cambia

Ora che avete capito le calorie, i grassi e l'energia, è il momento di prepararsi ai cambiamenti che subirete una volta attuata una dieta sana e una routine di esercizio fisico. Le basi della perdita di peso ci dicono che se consumiamo meno calorie, il nostro fabbisogno calorico si ridurrà e così anche il nostro corpo. Sembra semplice, ma ci sono innumerevoli aspetti della perdita di peso da considerare. Una volta entrati nell'altalena della vostra nuova routine di fitness, potreste non essere in grado di sentire o vedere voi stessi rimpicciolirsi perché la perdita di peso inizia a livello molecolare. Come si mangia in modo sano e lavorare fuori, le cellule di grasso cominciano a ridursi. Il grasso che è stato immagazzinato nelle vostre cellule di grasso è finalmente in grado di adempiere al suo scopo come energia che sarà utilizzata dal vostro corpo per il potere. Il grasso che una volta era appeso alla pancia è stato scomposto nei suoi elementi finali, che sono l'anidride carbonica e l'acqua. La maggior parte del grasso che si perde lascerà il corpo attraverso il sistema respiratorio. Esatto. State respirando il grasso dal vostro corpo. Il grasso che non evapora attraverso le narici lascerà il corpo attraverso il sudore, l'urina e altri fluidi corporei.

Purtroppo, le vostre cellule di grasso rimangono dove sono. Ricordate quando abbiamo parlato di avere una quantità infinita di cellule di grasso? Come esseri umani, i nostri corpi sono progettati per temere il peggio, come morire di fame. Quindi, dobbiamo ingannare il nostro corpo con la dieta e l'esercizio fisico per evitare che quelle cellule di grasso si riempiano di nuovo.

Peso Dell'Acqua

Il nostro corpo accumula acqua in modo naturale, ma mangiare pulito vi permetterà di sciacquare l'acqua in modo relativamente rapido. Perderete i grassi, ma prima di tutto perderete il peso dell'acqua. Indipendentemente dal tipo di dieta che scegliete di fare, il peso dell'acqua sarà sempre la prima cosa che si stacca dal vostro corpo. Perdere l'acqua è in realtà ciò che vi dà una sostanziale quantità di perdita di peso subito dopo l'inizio del vostro nuovo stile di vita. Dopo che si è liberata tutta l'acqua, il numero sulla scala tende a salire. Non lasciate che questo uccida la vostra motivazione, però. Sbarazzarsi del peso dell'acqua è il primo passo per perdere il grasso della pancia. Una volta che l'acqua è andata via, il vostro corpo inizia il processo di bruciare i vostri serbatoi di grasso, come quello nel vostro mezzo.

Sfide da Aspettarsi

Tenete presente che con qualsiasi esperienza di perdita di peso, si sta costantemente combattendo contro il proprio corpo. Il vostro corpo biologicamente non vuole che perdiate peso perché pensa che abbiate bisogno di grassi per sopravvivere nel caso in cui veniate privati del cibo. Il vostro corpo si accorgerà che state mangiando meno e rilascerà sostanze chimiche che vi faranno venire fame. Per combattere questo, mangiare un sacco di cibi ricchi di fibre e proteine per mantenervi alimentati. Insieme al peso dell'acqua e al grasso, si perde anche il tessuto muscolare, che è l'opposto di quello che si vuole fare. Tenere il passo con la vostra routine di esercizio è fondamentale per raggiungere una pancia piatta e uno stile di vita sano.

Aspetti Positivi per Guardare al Futuro

Quando si passa attraverso questo processo, si può sentire come se il proprio corpo avesse una mente propria. Adeguarsi al vostro nuovo stile di vita non sarà però del tutto negativo. Ci sono una serie di effetti collaterali positivi per guardare al futuro. Prima di tutto, vi sentirete meglio. La vostra nuova dieta dovrebbe fornirvi energia sufficiente per sostenere la vostra routine di allenamento, che dovrebbe anche farvi sentire più energici. Dì addio a quella costante sensazione di esaurimento. Una volta che il vostro corpo è libero dai chili di troppo, l'assunzione di ossigeno sarà più efficiente, rendendo molto più facile salire le scale senza perdere il fiato.

Potreste scoprire che ricordate meglio le cose. Gli studi dimostrano che gli individui che hanno attuato un piano di perdita di peso tendono a ricordare le informazioni meglio di quelli che hanno mantenuto le loro abitudini malsane. Questo è dovuto al fatto che quando si vive uno stile di vita più sano, il cervello usa più energia per creare ricordi e meno energia quando li recupera, facendo salire alle stelle la funzione della memoria.

Il rischio di cancro e di altre malattie legate al peso si riduce. Questo perché il vostro corpo non deve sprecare energie per cose semplici come andare in giro o essere stanco. Con tutto questo tempo e questa vitalità in più, il vostro corpo si impegna di più per assicurarsi che le vostre cellule siano sane e che i vostri sistemi funzionino correttamente.

Il cibo può iniziare ad avere un sapore diverso. Alcuni studi dimostrano che dopo che gli individui hanno perso una quantità significativa di peso, gli alimenti di cui godevano una volta, come il fast food o gli alimenti altamente trasformati, hanno cominciato ad avere un sapore opaco e stantio. Ciò li ha indotti a gravitare verso cibi freschi che hanno alimentato la loro energia e li hanno tenuti in pista.

Potresti dormire meglio. È risaputo che una dieta sana e un piano di esercizio fisico possono causare un sonno più riposante. Dato che il vostro peso si sta riducendo, soprattutto nella zona del ventre, vedrete un cambiamento significativo nella qualità del vostro sonno. Ancora di più se si soffre di disturbi del sonno come la stanchezza diurna, l'insonnia o l'apnea del sonno. Potreste anche scoprire che non russate più, il che crea un ambiente migliore per voi e per il vostro partner.

Sarete più felici. Il raggiungimento di un obiettivo di qualsiasi tipo è motivo di festa, ma una volta raggiunto l'obiettivo della salute e della forma fisica, potresti scoprire di essere il più felice che tu sia mai stato. C'è una grande correlazione tra un corpo sano e una mente felice. Con più energia dalla vostra dieta e più sicurezza dal vostro girovita dimagrante, potrebbe essere impossibile togliere il sorriso dal vostro viso. Infatti, gli scienziati hanno collegato la perdita di peso con la riduzione della depressione. Sfortunatamente, perdere peso non è una soluzione. Il 10% degli individui che erano depressi prima di perdere peso erano altrettanto depressi dopo aver perso 100 chili. Ciò è dovuto a cause sottostanti che dovrebbero essere affrontate con il medico.

Capitolo 5: Cosa NON Mangiare

Perché una Dieta Sana è Importante

Ora che sapete cosa dovete aspettarvi, mettiamoci al lavoro e determiniamo cosa dovete eliminare dalla vostra dieta. Anche con una routine di esercizio fisico dettagliata, mangiare cibi malsani vi impedirà di raggiungere il vostro obiettivo di pancia piatta. La regola dice che il 20% degli addominali a tavoletta che sognate sono stati creati in palestra, mentre l'altro 80% è stato realizzato in cucina. Sareste sorpresi di quanto di un impatto alimenti malsani hanno sul vostro mezzo. Troverete che la vostra nuova dieta diventa più facile con il tempo. Ci vogliono 21 giorni per iniziare un'abitudine e 21 giorni per rompere un'abitudine. Si possono prendere due piccioni con una fava, impegnandosi a mangiare pulito per tre settimane. Dopo quelle tre settimane sono finite, troverete che il vostro stile di vita sano ha messo radici. Stare lontano da alimenti che causano aumento di peso può sembrare difficile in un primo momento, ma una volta che si inizia a vedere i risultati, nulla vi fermerà!

Grassi Trans

Molto probabilmente avete familiarità con i grassi trans. Non è stato molto tempo fa che i media hanno spodestato i grassi trans per quello che sono realmente: malsani. Il governo ha persino approvato una legge che considera i grassi trans come non sicuri da usare negli alimenti. In un mondo perfetto, tutto il nostro cibo oggi sarebbe privo di grassi trans, ma purtroppo non è così. Poiché questa epidemia era così diffusa, ci vorranno più di due anni perché tutti gli alimenti siano privi di questa sostanza. I grassi trans amano fare acquisti nella pancia e nei vasi sanguigni. È importante prestare attenzione a ciò che dicono le etichette degli alimenti, perché non si sa mai cosa si potrebbe ottenere. I grassi trans sono prodotti iniettando idrogeno in grassi insaturi come l'olio vegetale. I grassi trans hanno la brutta abitudine di abbassare i livelli di colesterolo buono e aumentare i livelli di colesterolo cattivo, portando ad un rischio di infarto, ictus, infiammazione e resistenza all'insulina. Questo tipo di grasso si trova nella maggior parte degli alimenti confezionati, come patatine fritte, cracker, biscotti, torte, fast food, insieme alla margarina e alle creme da spalmare. La carne rossa contiene anche grassi trans naturali che vengono prodotti quando i batteri nello stomaco degli animali digeriscono l'erba; ricordatevi quindi di utilizzare fonti proteiche magre come il pollo e il pesce senza pelle. È importante leggere le etichette quando si acquistano alimenti trasformati o evitarli tutti insieme. Potete invece scambiare il vostro cibo ripieno di grassi trans preferito con opzioni non lavorate e basate su piante.

Alcol

Quasi tutti colgono l'occasione per concedersi un drink dopo il lavoro o di fronte a un impegno sociale obbligatorio, ma sapevate che la birra occasionale potrebbe essere la ragione per cui il vostro intestino non si muove? L'alcol può avere benefici per la salute in piccole quantità, come quando si soffre di raffreddore, ma il consumo di troppo alcol potrebbe avere effetti negativi sulla perdita di peso. L'alcol è uno dei fattori principali che contribuiscono al grasso di pancia. Gli studi osservazionali suggeriscono che il consumo di più alcool del necessario porta ad un aumento del peso in eccesso intorno all'addome. Questo fenomeno è anche noto come "intestino di birra". Per non parlare del fatto che l'alcol disidrata il vostro corpo, facendovi sentire pigri e affamati. Non è necessario astenersi completamente dall'alcol, ma riducendo l'assunzione si riduce significativamente il girovita.

Prodotti Lattiero-Caseari

È sconvolgente pensare al numero di prodotti che mangiamo e che contengono latticini. Ci cuciniamo con esso, lo mettiamo nei nostri cereali, e anche il nostro caffè del mattino. È pazzesco immaginare come sarebbe la vita senza i latticini, ma oltre il 70% degli americani è intollerante al lattosio. L'intolleranza al lattosio significa fondamentalmente che non si ha l'enzima necessario per rompere e digerire il lattosio. Questo porta a gonfiore, gas e mal di stomaco. L'intolleranza al lattosio può essere da lieve a grave. Poiché provoca l'accumulo di gas naturali nello stomaco, è molto più probabile che si senta e sembri gonfio. Se sospettate di essere intolleranti al lattosio, provate a tagliare i latticini per una settimana e vedete se notate qualche cambiamento. Consultare sempre il proprio medico prima di un importante cambiamento di dieta. Se non siete intolleranti al lattosio, vorrete evitare i prodotti caseari che dichiarano di essere "non grassi" o "a basso contenuto di grassi". Il metodo di lavorazione utilizzato per far apparire questi prodotti più sani, ma in realtà rimuove i grassi sani e li sostituisce con zucchero e sodio. Ricordate, il vostro corpo ha bisogno di grasso sano per sopravvivere. Volete eliminare i grassi trasformati malsani per raggiungere la vostra pancia piatta. Potete farlo scegliendo opzioni casearie più salutari come la ricotta e lo yogurt greco.

Soda e bevande Analcoliche

Non c'è niente di più rinfrescante di una coca cola ghiacciata nel caldo dell'estate... Tranne il corpo perfetto. La soda è ovunque guardiamo dai nostri negozi di alimentari a McDonald's. È difficile dire di no a questa dolcezza, ma il consumo di soda è un'altra delle cause principali del grasso di pancia. La soda è riempita con zucchero e calorie vuote che contribuiscono all'eccesso di peso. Gli studi dimostrano che il consumo di nient'altro che di soda ha portato all'accumulo di grasso viscerale all'interno del tronco. Il vostro corpo fatica a bruciare questo zucchero, così invece, è immagazzinato nelle vostre cellule di grasso. È ragionevole supporre che le bibite dietetiche sarebbero un'alternativa migliore. La parola "dieta" è giusta nel nome e contiene 0 calorie, ma la verità è che queste bibite sono caricate con dolcificanti artificiali come aspartame, saccarina, sucralosio o un dolcificante a base di erbe come la Stevia. Questi possono essere più di cinque volte più dolci dello zucchero. Quindi non fatevi ingannare nel pensare che ci sia un'opzione di soda più sana sul mercato. Leggete sempre le etichette su qualsiasi alimento o bevanda confezionata che acquistate per essere sicuri di sapere cosa state consumando. Tagliare la soda ha una serie di benefici per la salute come rafforzare i denti, abbassare la glicemia e appiattire la pancia.

Prodotti Da Forno Trasformati

Siamo tutti colpevoli di essere entrati al supermercato o alla stazione di servizio solo per essere tentati dai deliziosi prodotti da forno confezionati che sono sparsi per le isole. La triste verità è che le torte da dessert, le mini ciambelle e i muffin sono pieni di zucchero e calorie. Unite questo con praticamente nessuna fibra, e si ha un contributo al grasso di pancia. Questo vale anche per i "prodotti appena sfornati" e le torte Little Debbie nei negozi di alimentari. Non solo sono ripieni di zuccheri indesiderati, ma contengono anche conservanti che consentono una maggiore durata di conservazione. Potrebbero letteralmente stare seduti sullo scaffale per mesi prima che qualcuno decida di prenderli. Riuscite a immaginare per quanto tempo rimangono nel vostro corpo? Fatevi un favore la prossima volta che avete voglia di questi dolci, e mangiate invece un pezzo di frutta.

Cibi Fritti

Con un tratto di fast food in ogni città del paese, è facile capire perché la popolazione consuma così tanti cibi fritti. Il fast food è diventato rapidamente un'alternativa economica alla cottura ogni sera. Con la maggior parte degli adulti che lavorano a tempo pieno, mangiare un boccone veloce per cena sembra una cosa da nulla. È vero quando dicono che si ottiene ciò per cui si paga. Il fast food contiene pochissime fibre e un'enorme quantità di carboidrati, il che lo rende difficile da digerire. Questi tipi di alimenti sono tipicamente ad alto contenuto calorico con poco o nessun valore nutrizionale. Se si unisce l'abitudine di mangiare fast food più volte alla settimana con uno stile di vita abbastanza sedentario, si corre il rischio di ingrassare e tutti i problemi di salute che ne conseguono. La maggior parte dei cibi fritti inizia come surgelati e altamente lavorati. Ciò significa che contengono una grande quantità di grassi saturi. Anche alcune delle opzioni salutari elencate nel menu, come le insalate, potrebbero avere più di 2000 calorie. 2000 calorie sono l'apporto calorico giornaliero per alcune persone. Bisogna fare attenzione alle aggiunte malsane come condimenti, crostini e cipolle fritte.

Farina Bianca e Riso Bianco

La farina bianca è presente in quasi tutti gli alimenti sopra elencati. La farina bianca, il riso e altri cereali raffinati sono stati altamente lavorati. I produttori spogliano questi alimenti del loro rivestimento marrone che rimuove la maggior parte del contenuto di fibre insieme ad esso. Il vostro corpo digerisce questi raffinati ingredienti molto rapidamente facendovi sentire assonnati e demotivati. I carboidrati bianchi sono stati raffinati, il che significa fondamentalmente che sono stati lavorati e hanno scambiato la maggior parte del loro contenuto di fibre con i carboidrati zuccherini. Questo fa sì che vengano rapidamente digeriti dal corpo e immagazzinati come grasso. Scambiate i vostri carboidrati bianchi con le opzioni di cereali integrali come il pane integrale, il riso integrale o la quinoa. Tagliare i carboidrati bianchi è un ottimo modo per tagliare il grasso dal centro.

Edulcoranti e Zuccheri Raffinati

Zuccheri raffinati e dolcificanti aumentano i livelli di insulina nel corpo. Quando i livelli di insulina aumentano, favoriscono l'accumulo di grasso. Potete trovare dolcificanti e zuccheri raffinati in quasi tutti i cibi confezionati, e forse anche nella vostra dispensa. Esatto, anche lo zucchero bianco che usiamo per cucinare fa male! Lo sciroppo di mais ad alto contenuto di fruttosio è un altro colpevole che aiuterà ad accumulare quei chili. Le alternative più salutari includono piccole quantità di zucchero d'acero e miele vero.

Succhi Di Frutta

Le persone tendono ad essere incapaci di distinguere tra le calorie che mangiano e le calorie che bevono, e alla maggior parte delle persone è stato insegnato che il succo di frutta è buono per loro quando in realtà non lo è. Il succo di frutta è riempito con (avete indovinato) lo zucchero, e tutti sappiamo che lo zucchero in eccesso è immagazzinato come grasso all'interno delle cellule di grasso, specialmente quelle nella pancia.

Patata

Sapevate che mangiare una patata al forno fa al vostro corpo la stessa cosa che mangiare un cucchiaio di zucchero? Le patate sono piene di calorie vuote e vengono digerite rapidamente.

Questo significa che sarete affamati e pronti a mangiare molto prima di quanto dovreste essere!

Pizza

Anche se tutti nel mondo amano la pizza, bisogna chiedersi cosa c'è nella pizza. La risposta: Crosta lavorata, raffinata, ricoperta di carne lavorata, riempita con calorie vuote e una spruzzata di lattosio ad alto contenuto di grassi. La pizza è ripiena di grassi saturi, carboidrati e sodio. Non preoccupatevi, non dovrete rinunciare alla pizza per sempre. Ci sono innumerevoli alternative salutari alla pizza tradizionale che sono altrettanto deliziose.

Saggezza da Considerare

Non lasciatevi abbattere da questa lunga lista di "no". È importante considerare le proprie abitudini alimentari per cambiarle. Fate attenzione a come e cosa mangiate durante il giorno e controllate ciò che desiderate. Imparate a individuare i fattori scatenanti che vi fanno venire voglia di fare uno spuntino, sia per lo stress che per la noia. Potreste passare una giornata a scrivere le vostre abitudini alimentari per tracciare le aree di miglioramento.

Quando vi trovate di fronte a un cambiamento di stile di vita, come mangiare pulito, provate a riformulare i vostri pensieri. Non pensare al cibo come buono o cattivo. Chiedetevi se la vostra scelta alimentare aiuterà il vostro obiettivo o danneggerà il vostro obiettivo, ma non cercate di essere perfezionisti. Ricordate che Roma non è stata costruita in un giorno, e nemmeno uno stile di vita più sano. Non picchiatevi per essere scivolati. Cogliete l'opportunità di imparare da essa e proseguite lungo il vostro cammino verso una pancia piatta. Se vi aspettate troppo da voi stessi, molto probabilmente vi schianterete e brucerete prima ancora di iniziare.

Infine, pianificate i vostri pasti. Cercate di evitare situazioni in cui non siete sicuri della provenienza del vostro prossimo pasto. Questo provoca un senso di incertezza che rende davvero facile scegliere qualcosa di brutto per "necessità". La preparazione dei pasti è un ottimo modo per evitare questo problema. Potreste anche scoprire che vi piace cucinare cibi deliziosi e nutrienti una volta che vi siete abituati!

Capitolo 6: Dieta Sana

Diete da Considerare

La chiave per mangiare una dieta sana è capire come i diversi alimenti influiscono sull'organismo. Ora che siete consapevoli di come il cibo che mangiate viene trasformato in energia o in grasso e di come i cibi trasformati hanno un impatto negativo su di voi, potete iniziare a esplorare opzioni più salutari. Scegliete i cibi che vi piacciono e quelli che vi fanno stare bene. Ci sono diverse diete là fuori che incorporano alimenti nutrienti in modo semplice. Queste diete includono la Dieta Adkins, che è a basso contenuto di carboidrati, dieta rapida di perdita di peso, e la dieta Paleo, che si concentra sulla totalità, gli alimenti non trasformati. Alcune persone pensano che mangiare una dieta sana sia un compito difficile, ma il modo migliore per vederla è come un'opportunità creativa per una persona più magra e più sana!

Alimenti da Mangiare

Potreste averlo già raccolto dalle informazioni di cui sopra, ma la scelta di alimenti integrali che non sono stati elaborati è la migliore linea d'azione. Attenzione alle cose che arrivano in confezione, anche se la confezione dice che il prodotto è a dieta. Anche ottenere tutte le sostanze nutritive di cui avete bisogno è importante. L'elenco qui sotto si espande sul cibo che si dovrebbe mangiare per aggrapparsi a quella figura sexy!

- **Oli vegetali** - olio d'oliva, olio di avocado, olio di cocco e altri oli vegetali
- **Prodotti lattiero-caseari** - ricotta, yogurt greco e latte
- **Carni magre** - pollame e pesce
- **Cereali integrali** - grano integrale, riso integrale, avena tagliata in acciaio e quinoa

- **Frutta intera** - mele, arance, arance, banane, pompelmo e qualsiasi altro frutto intero che vi piaccia
- **Noci** - noci, anacardi, mandorle e noci pecan
- **Semi** - semi di girasole, canapa, chia e semi di zucca
- **Fagioli** - ceci, fagioli neri, fagioli rossi, lenticchie e fagioli rossi
- **Verdure** - Carote, cetrioli, avocado, pomodoro, sedano, zucca, spinaci, cavoli, piselli, cipolle, cavoletti di Bruxelles, patate dolci, mais e peperoni.

Quanto Dovreste Mangiare

Una volta determinato l'apporto calorico giornaliero, è il momento di pensare a quanto si dovrebbe mangiare e in cosa dovrebbe consistere. Attenersi ai gruppi di alimenti di cui sopra è il primo passo per i vostri pasti quotidiani, ma quanto di ogni categoria dovreste consumare in un arco di 24 ore? Volete essere sazi dopo aver mangiato ma non farciti, e non volete essere lasciati affamati. L'equilibrio si trova da qualche parte nel mezzo. Una buona regola empirica è quella di sezionare il piatto in tre sezioni. La sezione più grande dovrebbe essere riservata alle verdure. Le verdure fresche dovrebbero costituire la percentuale maggiore dei vostri pasti. La seconda sezione più grande dovrebbe essere costituita da cereali integrali e proteine sane. La sezione più piccola del vostro piatto dovrebbe essere di frutta. Quando cucinate un pasto, pensate a come sarà il vostro piatto. Per essere belli, bisogna mangiare bene. Si dovrebbe puntare a pasti colorati che forniscono un sacco di vitamine e minerali. Cercate di evitare grandi quantità di sale e zucchero e godetevi i sapori naturali di una dieta sana e salutare.

Evitare L'Eccesso Di Cibo

La cosa più importante da tenere a mente quando si mangia sano è la strategia per non mangiare troppo. Per evitare di mangiare troppo, scegliere porzioni più piccole e masticare lentamente. Fate attenzione a come il vostro corpo si sente quando mangiate, in modo che quando siete pieni sappiate quando fermarvi. Eliminare le distrazioni come la TV e i social media durante i pasti per aiutare a mangiare in modo consapevole.

Mangiare e preparare i pasti a casa. Questo torna a pianificare il vostro pasto in modo da non rimanere bloccati senza un'opzione salutare. I fast food e i ristoranti tendono a dare porzioni più grandi e più calorie di quelle che prepareremmo per noi stessi a casa.

Fate colazione anche se non volete. Saltare la colazione ha ottenuto la reputazione di essere un buon modo per tagliare le calorie, ma questo non è il caso. Fare una colazione sana è il modo migliore per livellare la glicemia e far ripartire il metabolismo. Per non parlare del fatto che quando non si fa colazione, a metà giornata si ha ancora più fame, il che porta a mangiare troppo.

Mentalità del Mangiare Sano

Invece di concentrarvi solo sul cibo che siete e non dovreste mangiare, concentratevi sul motivo per cui volete perdere peso. Sviluppate un mantra che descriva in dettaglio la vostra decisione di diventare più sani e più magri e incorporate questo pensiero nella costruzione delle vostre sane abitudini. Sii compassionevole e gentile con te stesso, anche quando non ti sembra di aver fatto un buon lavoro. La negatività porterà a vomitare le mani e a cedere alla bontà proibita dei carboidrati e dello zucchero. Dite a voi stessi che volete mangiare sano, non che dovete mangiare sano. Prendere la decisione di pensare al desiderio di scegliere ingredienti sani per il modo in cui ti fanno sentire.

Abbiate fiducia nel vostro corpo e prestate attenzione a ciò che vi dice. State cercando i Cheetos quando volete davvero riposare? Avete voglia di quel brownie al cioccolato quando in realtà volete amore e affetto? Mentre incorporate abitudini sane, insegnate a rallentare e a respirare. Una volta che vi prendete il tempo di mettere in pausa e mettere in discussione questi segnali corporei, inizierete a trovare il vero significato dietro di essi. Questo apre la porta alla piena comprensione del modo migliore per combattere le vostre voglie e i vostri inneschi.

Siate pazienti. Mettere una restrizione di tempo sui vostri obiettivi di perdita di peso non farà che rendere molto più difficile da raggiungere. Fissare un obiettivo a lungo termine e girarlo in rosso sul calendario è controproducente. Cogliete ogni giorno come un'opportunità per essere migliori e fare meglio, e vedete ogni successo quotidiano come qualcosa di cui essere orgogliosi. Cercare di controllare ogni aspetto del vostro cambiamento di stile di vita è solo creare una trappola per il fallimento. Non avete guadagnato tutto il vostro peso in una settimana e non perderete tutto il vostro peso in una settimana. Non mettetevi inutilmente sotto pressione sviluppando uno stile di vita rigoroso che vi annoierà e vi tenterà solo ad allontanarvi. Siate comprensivi e, cosa più importante, seguite il flusso.

Capitolo 7: Preparazione Del Pasto

Pollo Al Miele E Senape Al Forno

Ingredienti:

- 0.50 gr di basilico essiccato
- 170 ml di miele
- 70 ml di senape preparata
- pepe e sale qb
- 3 gr di paprika
- 0.06 gr di prezzemolo secco
- 6 petti di pollo, senza pelle, disossati tagliati a metà

Come preparare:

1. Preriscaldare il forno a 175° C (350° F).
2. Strofinare sale e pepe sui petti di pollo e metterli in una teglia da 9x13 pollici leggermente unta.
3. Mescolare insieme il prezzemolo, la paprica, il basilico, la senape e il miele, fino ad ottenere una buona combinazione. 1/2 di questo composto deve essere versato e spazzolato sul pollo.
4. Cuocere i petti di pollo rivestiti per 30 minuti nel forno. Capovolgere il pollo quando è dorato e con la restante metà della miscela di senape al miele, spazzolare di nuovo il pollo.
5. Continuare la cottura al forno fino a quando il pollo è dorato e cotto a fondo.
6. Lasciate raffreddare 10 minuti prima di servire.

Filetto Di Maiale Fornello Lento

Ingredienti:

- pepe nero (appena macinato) a piacere
- 50 ml di salsa di soia
- 25 gr di aglio (tritato)
- 180 ml di vino rosso
- 230 ml di acqua
- 1 filetto di maiale (800 gr)
- 1 miscela di zuppa di cipolla secca (30 gr)

Come preparare:

1. Con il mix di zuppa di cipolle, mettere il maiale nel fornello lento.
2. Versare sopra la salsa di soia, l'acqua e il vino. Capovolgere il maiale più volte per assicurarsi che sia adeguatamente rivestito.
3. Distribuire delicatamente l'aglio sul maiale, cercare di lasciarlo principalmente in cima.
4. Aggiungere il pepe. Cuocere coperto per 4 ore a fiamma bassa.
5. Aggiungere le colature quando si serve.

Verdure Arrosto

Ingredienti:

- 1 piccola zucca
- 2 peperoni rossi
- 1 patata dolce
- 5 gr di timo fresco tritato
- pepe nero (appena macinato) e sale qb
- 3 patate Yukon Oro
- 50 ml di olio d'oliva
- 4 gr di rosmarino fresco (tritato)
- 1 cipolla rossa
- 20 ml di aceto balsamico

Come preparare:

1. Preriscaldare il forno a 245° C (475° F)
2. Sbucciare, tagliare a cubetti e a dadini le verdure.
3. Unire i peperoni rossi, patate Yukon, zucca, peperoni rossi dolci, e patate. Aggiungere la cipolla rossa alla miscela, rompendo i suoi strati in pezzi.
4. Mescolare l'aceto, il rosmarino, il sale, il pepe e il timo in una piccola ciotola. Gettare le verdure fino a quando non sono rivestite con la miscela. Quindi, su una teglia, distribuirli uniformemente.
5. Arrostire le verdure per 35-40 minuti nel forno, mescolando ogni pochi minuti fino a doratura e cottura.

Tacos Di Pesce

Ingredienti:

- 1 uovo
- 240 ml di birra
- 3 gr di lievito in polvere
- 2 gr di sale
- 8 gr di amido
- 130 gr di farina per tutti gli usi
- 1 lime (spremuto)
- 1 gr di cumino (macinato)
- 1 peperone jalapeno (tritato)
- 50 ml di maionese
- Olio da 1 litro per friggere
- 100 ml di yogurt bianco
- 1 gr di origano (essiccato)
- 3 gr di capperi (tritati)
- 2 gr di erba di aneto (essiccata)
- 3 gr di pepe di cayenna (macinato)
- 1/2 cavolo medio (triturato)
- 1 pacchetto tortillas di mais (340 gr)
- 430 gr di filetti di merluzzo, tagliati in porzioni da 2 a 3 once.

Come preparare:

Pastella Di Birra:

1. Mescolare l'amido di mais, il lievito, il sale e la farina insieme, quindi aggiungere la birra, l'uovo. Aggiungere la farina nella miscela, mescolando rapidamente, alcuni grumi vanno bene.

Salsa Bianca:

1. Mescolare la maionese e lo yogurt insieme. Aggiungete gradualmente il succo di lime, la consistenza sarà un po' liquida. Mescolare l'aneto, jalapeno, capperi, origano, Caienna e cumino.
2. In friggitrice, riscaldare l'olio a 190° C (375° F).
3. Impanare leggermente i pezzi di pesce con la farina. Immergerlo uno ad uno nella pastella e cuocerlo fino a quando non sarà dorato e croccante. Scolare i filetti su carta assorbente.
4. Friggere leggermente le tortillas, evitare di farle croccanti.
5. In una tortilla, aggiungere il cavolo tritato e quindi posizionare il pesce sopra. Condire con salsa bianca.

Zuppa Di Lenticchie

Ingredienti:

- 2 carote (tagliate a dadini)
- 400 gr di lenticchie secche
- 2 gambi di sedano (tritato)
- 50 ml di olio d'oliva
- 2 spicchi d'aglio (tritato)
- 400 gr di pomodori schiacciati
- 2 gr di origano (essiccato)
- 20 ml di aceto
- 1 cipolla (tritata)
- 1 foglia di alloro
- 2 gr di basilico (essiccato)
- 2 l di acqua
- 120 gr di spinaci (affettati sottilmente)
- pepe nero e sale qb

Come preparare:

1. Scaldare l'olio sul fornello, a fuoco medio. Mescolare il sedano, le carote e le cipolle. Cuocere fino a quando le cipolle sono traslucide.
2. Soffriggere in origano, aglio, basilico e alloro per qualche minuto.
3. Mescolare le lenticchie, quindi aggiungere pomodori e acqua. Lasciate bollire.
4. Lasciate cuocere a fuoco lento per almeno un'ora.
5. Aggiungere gli spinaci, quanto basta per farlo appassire, quindi servire immediatamente.
6. Mescolare il pepe, aceto e sale secondo il vostro gusto, e più o meno aceto se lo si desidera.

Polpettone di Tacchino Vegetariano

Ingredienti:

- 450 gr di tacchino extra magro (macinato)
- 1 peperone rosso (tritato)
- 1 uovo
- 200 gr di zucchine (tritate)
- 100 gr di couscous crudo
- 280 gr di cipolle (tritate)
- 100 ml di salsa barbecue, o se necessario
- 30 ml Salsa Worcestershire
- 15 ml Senape di Digione

Come preparare:

1. Preriscaldare il forno a 200° C (400° F)
2. Usando uno spray da cucina, ungere 20 tazze di muffin.
3. In un robot da cucina, aggiungere zucchine, peperone rosso e cipolle. Lavorare fino a quando non viene tritato finemente e NON liquefatto. Mettere il composto in una ciotola e aggiungere il couscous, l'uovo, la salsa Worcestershire, il tacchino macinato e la senape di Digione. Mescolare fino a quando correttamente incorporato.
4. Mettete il composto di polpettone in ogni tazza di muffin, riempiendolo di circa 3/4. Spalmare un cucchiaino di salsa barbecue in alto.
5. Cuocere per circa 20 minuti o fino a quando i succhi non si schiariscono.
6. Lasciare raffreddare per 5 minuti prima di servire.

Zuppa di Noodle di Pollo della Nonna

Ingredienti:

- 400 gr di tagliatelle all'uovo larghe
- 780 gr di carne di pollo cotta (tagliata a dadini)
- 3 l di brodo di pollo
- 15 ml di olio vegetale
- 15 ml di condimento di pollame
- 2 gr di sale
- 60 ml di acqua
- 120 gr di sedano (tritato)
- 200 gr di cipolla (tritata)
- 40 gr di amido di mais

Come preparare:

1. Preparare una pentola di acqua leggermente salata; far bollire sopra il piano cottura.
2. Aggiungere l'olio e le tagliatelle all'uovo. Lasciate cuocere finché sono teneri. Scolare e risciacquare sotto acqua corrente fredda.
3. Mescolare sale, condimento di pollame e brodo in una grande casseruola. Lasciare bollire. Aggiungere la cipolla e il sedano. Coprire e lasciare cuocere a fuoco lento per 15 minuti.
4. Mescolare acqua e amido di mais in una piccola ciotola, fino a quando l'amido di mais è completamente sciolto.
5. Mescolando costantemente la zuppa, aggiungere il mix di amido di mais. Aggiungere il pollo e le tagliatelle. Cuocere fino a quando riscaldato attraverso.

Pasta di Pollo e Asparagi

Ingredienti:

- 1 pacchetto penne (450 gr)
- 2 petti di polli, senza pelle e disossato (a cubetti)
- 1 spicchio d'aglio (a fette sottili)
- 1 mazzetto di punte di asparagi sottili (tagliati diagonalmente)
- 70 ml di olio d'oliva (diviso)
- 25 gr Parmigiano
- 120 ml di brodo di pollo a basso contenuto di sodio
- Pepe, aglio in polvere e sale qb

Come preparare:

1. Preparare una pentola capiente di acqua leggermente salata; portarla a ebollizione sul piano cottura.
2. Aggiungere le penne e cuocere finché sono teneri, ma anche fermi al morso (circa 5-8 minuti). Scolare e mettere da parte.
3. In una grande padella, scaldare 3 cucchiai di olio d'oliva a fuoco medio-alto. Aggiungere il pollo. Condire con pepe, aglio in polvere e sale. Cuocere fino a quando il pollo è dorato e cotto attraverso. Mettere da parte, scolare l'olio su carta assorbente.
4. Aggiungere il brodo di pollo nella padella. Mescolare in aglio, asparagi, sale, pepe e aglio in polvere. Mettere il coperchio e cuocere fino a quando gli asparagi sono appena teneri, circa 6-8 minuti. Aggiungere il pollo nella padella. Cuocere fino a quando riscaldato attraverso.
5. Unire la salsa e la pasta. Lasciare raffreddare per 5 minuti prima di servire. Mescolare 2 cucchiai di olio d'oliva, quindi aggiungere il Parmigiano.

Pasta Di Pollo Greca

Ingredienti:

- 450 gr di petto di pollo, senza pelle e disossato (cubettato)
- 100 gr di cipolla rossa (tritata)
- 1 scatoletta di cuori di carciofo marinati (scolati e tritati) (400 gr)
- 1 pacchetto linguine (450 gr)
- 13 ml di olio d'oliva
- 2 spicchi d'aglio (schiacciato)
- 2 limoni per guarnire (a spicchi)
- 30 ml di succo di limone
- 1 pomodoro grande (tritato)
- 4 gr di origano (essiccato)
- 120 gr di formaggio feta (sbriciolato)
- 5 gr di prezzemolo fresco (tritato)
- pepe e sale qb

Come preparare:

1. Preparare una pentola capiente di acqua leggermente salata; portarla a ebollizione sul piano cottura.
2. Aggiungere le penne e cuocere finché sono teneri, ma anche fermi al morso (circa 5-8 minuti). Scolare e mettere da parte.
3. In una grande padella, scaldare l'olio d'oliva a fuoco medio-alto. Soffriggere l'aglio e la cipolla fino a fragrante. Aggiungere il pollo, cuocere fino a quando i succhi sono chiari e il pollo è cotto e dorato.
4. Ridurre il calore a medio-basso. Mescolare in pasta cotta, cuori di carciofo, pomodoro, origano, succo di limone, prezzemolo e formaggio feta. Cuocere fino a quando riscaldato attraverso.

5. Togliere dal fuoco, condire con pepe e sale. Guarnire con spicchi di limone.

Peperoncino Di Fagioli Neri

Ingredienti:

- 450 gr di tacchino
- 1 cipolla (tagliata a dadini)
- 15 ml di olio vegetale
- 400 gr di pomodori schiacciati
- 3 lattine fagioli neri (non scolati) (425 gr)
- 2 spicchi d'aglio (tritato)
- 2 gr di peperoncino in polvere
- 2 gr di rigano (essiccato)
- 2 gr di foglie di basilico (essiccate)
- 15 ml di aceto di vino rosso

Come preparare:

1. In una pentola capiente, scaldare l'olio a fuoco medio.
2. Soffriggere l'aglio e la cipolla, cuocere fino a quando le cipolle sono traslucide.
3. Aggiungere il tacchino, soffriggere fino a cottura e doratura.
4. Mescolare pomodori, fagioli, origano, peperoncino in polvere, aceto e basilico.
5. Mettere il coperchio su di esso e cuocere a fuoco lento per 1 ora o più, fino a quando i sapori sono ben amalgamati.

Feta e Spinaci Pita da Cuocere

Ingredienti:

- 4 funghi freschi (affettati)
- 6 fette di pane pita integrale da 6 pollici
- 2 pomodori Roma (tritati)
- 425 ml di pesto di pomodoro essiccato al sole in vasca
- 1 mazzetto di spinaci (tritati)
- 30 ml Parmigiano (grattugiato)
- 30 ml di olio d'oliva
- 120 gr di formaggio feta (sbriciolato)
- pepe nero macinato a piacere

Come preparare:

1. Preriscaldare il forno a 175° C (350° F).
2. Spennellare il pesto di pomodoro su un lato di ogni pita. Metterli su una teglia da forno, pesto-lato verso l'alto.
3. Mettere nella pitas funghi, spinaci, pomodori, parmigiano e formaggio feta. Condire con olio d'oliva e cospargere di pepe.
4. Cuocere in forno fino a quando il pane pita è croccante. Tagliare in quarti.

Zucchine e Patate

Ingredienti:

- 4 patate medie, (sbucciate e tagliate a pezzi grandi)
- 2 zucchine medie (tagliate a pezzi grandi)
- 1 peperone rosso medio (tritato)
- 1 spicchio d'aglio (affettato)
- 120 gr di briciole di pane secco
- 50 ml di olio d'oliva
- pepe nero macinato e sale qb
- paprika a piacere

Come preparare:

1. Preriscaldare il forno a 200° C (400° F).
2. Unire le patate, il peperone rosso, le zucchine, il pangrattato, l'olio d'oliva e l'aglio. Condire con pepe, sale e paprika.
3. Cuocere in forno per un'ora. Mescolando di tanto in tanto fino a quando le patate sono leggermente marrone e tenera.

Quinoa Tabbouleh

Ingredienti:

- 500 ml di acqua
- 250 gr di quinoa
- 2 carote (grattugiate)
- 1 cetriolo (tagliato a dadini)
- 3 pomodori (tagliati a dadini)
- 6 gr di prezzemolo fresco (tritato)
- 2 mazzi di cipolle verdi (tagliate a dadini)
- 50 ml di olio d'oliva
- 2 gr di sale
- 60 ml di succo di limone
- 1 pizzico di sale

Come preparare:

1. In una casseruola, portare l'acqua a ebollizione. Aggiungere un pizzico di sale e la quinoa. Passare il calore a bassa temperatura, metterci sopra un coperchio e lasciare cuocere a fuoco lento per 15 minuti. Lasciate raffreddare, e poi fluff con una forchetta.
2. Unire sale marino, olio d'oliva, cetrioli, pomodori, succo di limone, cipolle verdi, prezzemolo e carote in una grande ciotola. Mescolare la quinoa raffreddata.

Capitolo 8: Cosa Bere

In Che Modo Le Bevande Possono Aiutarti A Perdere Peso?

Mangiare sano e fare esercizio fisico sono i due aspetti più essenziali per ottenere una pancia piatta, ma si può dare loro una spinta in più abbinandoli a sane abitudini di consumo. Alcune bevande sono dotate di una moltitudine di benefici per la salute che possono farvi sentire e apparire come una persona completamente nuova. Nessuna delle bevande elencate di seguito è elaborata o ricca di zuccheri. Come sempre, l'approccio più naturale è il più vantaggioso quando si tratta di obiettivi di fitness. Sia che le bevande aumentino il vostro metabolismo o che vi permettano di perdere peso, dovreste considerare la possibilità di aggiungerle al vostro nuovo stile di vita!

Acqua

L'acqua può essere la bevanda più importante da consumare, non solo quando si raggiunge il corpo perfetto, ma sempre. L'acqua aiuta il vostro corpo a funzionare correttamente idratando i vostri organi a livello molecolare. Senza acqua, il vostro corpo non funziona correttamente. Essere disidratati può causare stress al vostro corpo e influire sulla quantità di grasso che bruciate rallentando il metabolismo per risparmiare energia. L'acqua è anche un soppressore naturale dell'appetito. Come sapete, quando lo stomaco si sente pieno, invia messaggi al vostro cervello dicendovi che non avete fame.

Quando si beve l'acqua, essa occupa spazio nella pancia, facendovi sentire letteralmente sazi di tutte le calorie. A volte, il vostro corpo può dirvi che avete fame quando in realtà avete sete. Se vi sentite affamati subito dopo un pasto, o quando sapete che non dovreste morire di fame, l'acqua potabile dovrebbe occuparsene.

Come accennato in precedenza, l'acqua può aiutare il corpo a bruciare calorie aumentando il metabolismo. Uno studio mostra individui che hanno bevuto 500 ml di acqua a temperatura ambiente o acqua fredda hanno bruciato il 3% di calorie in più rispetto al solito 2 ore dopo aver bevuto l'acqua. Questo è particolarmente vero se si beve acqua ghiacciata poiché il corpo brucia calorie per riscaldare l'acqua fino alla temperatura corporea.

Rimanere idratati assicura che il vostro corpo possa rimuovere efficacemente i rifiuti. L'acqua permette ai reni di scovare le tossine mentre trattiene elettroliti e sostanze nutritive. Se il corpo è disidratato, i reni trattengono il liquido nei tentativi di reidratarsi. Quando non avete abbastanza acqua, potreste diventare costipati, il che vi fa sentire gonfi e pieni. Questo può aggiungere ovunque da un pollice a tre pollici alla vita. Bere molta acqua può consentire di evitare di trattenere la vita e aggiungere chili in più al centro.

Tè Verde

Il tè verde è diventato molto popolare nella comunità sanitaria negli ultimi anni, e per una buona ragione. Questa bevanda miracolosa contiene un elevato numero di antiossidanti noti come catechine. Le catechine sono state conosciute per reidratare rapidamente il corpo mentre bruciano il grasso della pancia testardo. Lo fanno aumentando il rilascio di grasso dalle cellule adipose, aumentando anche il potenziale di bruciare i grassi del fegato. Il tè verde ha anche proprietà anti-infiammatorie. Se ingerito regolarmente, può compensare l'infiammazione nella pancia e fermare l'aumento di peso lento. Diversi studi hanno concluso che bere il tè verde su base regolare può aiutare a ridurre il mezzo e aumentare il sistema immunitario.

Aceto Di Sidro Di Mele

Anche se ha un odore meno che appetitoso, l'aceto di sidro di mele (ACV) è in realtà noto per la sua capacità di aiutare nella perdita di peso e gli obiettivi di fitness. ACV agisce come uno stimolante della bile e permette il livello di pH nel rivestimento dello stomaco per bilanciare. Questa bevanda non ortodossa può sopprimere l'appetito e aiutare nella rimozione dei rifiuti dal tuo corpo. Provate a mescolare l'acqua calda con un cucchiaio pieno di aceto di sidro di mele e a berlo come prima cosa al mattino, a stomaco vuoto per vedere gli effetti sorprendenti.

Tè Alla Menta

Il tè alla menta piperita non è solo una bevanda rinfrescante per l'estate, ma anche un pratico strumento usato per aiutare a perdere peso. Bere tè alla menta piperita assicura che il vostro corpo digerisca il cibo in modo rapido ed efficiente. Aiuta ad alleviare il gonfiore che è legato all'accumulo di grasso nella zona addominale. Il gonfiore potrebbe essere causato dal fatto che il cibo non viene digerito correttamente, che impedisce il tè alla menta piperita. Il tè alla menta piperita previene e riduce anche il bruciore di stomaco, aiuta nel sonno ristoratore e mantiene la pelle alla ricerca e alla sensazione di stupore. Provate a incorporare il tè alla menta piperita nella vostra routine per dare una spinta al vostro benessere generale!

Cannella

Come sapete, mangiare cibi piccanti può aumentare il metabolismo perché causano l'aumento della temperatura corporea. Questo processo è chiamato termogenesi, che è il modo in cui le cellule creano energia dal cibo che mangiamo e lo trasformano in calore. La stessa cosa succede quando ingerisci la cannella. Gli antiossidanti in questa spezia miracolosa hanno proprietà anti-infiammatorie, che aiutano a ridurre il grasso della pancia sotto forma di gonfiore e stitichezza. Si può aggiungere la cannella a una bottiglia d'acqua per renderla più appetitosa o si può avere con il caffè del mattino. In entrambi i casi, la cannella è un modo gustoso per mantenere la vostra dieta in pista per la pancia piatta perfetta.

Caffè

Alcuni di voi potrebbero essere sollevati nel trovare questa mattina il punto fermo della lista. Se non riuscite a funzionare senza la vostra tazza di caffè come prima cosa al mattino, allora siete fortunati. Il caffè nero è noto per fornire una lunga lista di benefici per la salute che derivano dal suo contenuto di caffeina. Questi benefici per la salute includono l'aiuto nella perdita di peso convertendo il grasso in energia. Se si sta cercando di cambiare, il caffè verde è stato conosciuto per aumentare la perdita di grasso ancora di più rispetto al suo fratello più scuro. Il caffè verde è chicchi di caffè che non sono stati tostati. Il caffè verde è particolarmente ricco di acido clorogenico, che ha dimostrato di aumentare il vostro metabolismo, e tratta il vostro corpo ad una sana dose di antiossidanti. Il trucco per permettere al caffè di aiutare la vostra dieta è quello di mantenere lo zucchero e la crema fuori di esso. Anche se gustoso, questo componente aggiuntivo è ricco di calorie e grassi, che influenzano direttamente la capacità del caffè di ridurre il grasso dal centro.

Capitolo 9: Lavorare con il Metabolismo

Cos'è il Metabolismo?

La definizione dizionario del metabolismo è il processo chimico che avviene all'interno di tutti gli organismi viventi per mantenere la vita. In altre parole, il metabolismo se il nostro corpo converte il cibo che mangiamo in energia. Durante questo processo biochimico, le calorie si combinano con l'ossigeno per liberare l'energia di cui abbiamo bisogno per svolgere la nostra vita quotidiana. Ci sono due funzioni separate del metabolismo: catabolismo e anabolismo. Il catabolismo è definito come il rilascio di energia dalle calorie e l'anabolismo è definito come la creazione e lo stoccaggio di energia dalle calorie. Tutti gli aspetti del metabolismo sono controllati dal sistema endocrino, che si occupa di innumerevoli funzioni corporee come la regolazione dell'umore, le funzioni riproduttive e la crescita dei tessuti cellulari. Anche se non è possibile controllare completamente il metabolismo, è possibile influenzarlo utilizzando tre metodi chiave: il cibo che si mangia, la quantità di cibo che si mangia e quanto esercizio si ottiene ogni giorno.

Conosciamo tutti qualcuno che sembra essere in grado di mangiare quello che vogliono e non guadagnare mai un chilo. Di solito lo attribuiamo al loro metabolismo veloce e li invidiamo per essere così fortunati, ma avere un metabolismo veloce è in realtà solo un mito. L'età, il sesso, la dieta, i livelli di attività e la genetica determinano il tasso metabolico. La possibilità che tutti questi aspetti si allineino perfettamente per dare a qualcuno un corpo perfetto e senza sforzo non è realistica. Il segreto del loro successo non ha nulla a che vedere con la loro fortuna e tutto a che fare con il loro equilibrio. Le persone che sembrano avere un metabolismo veloce sono probabilmente già magre, molto attive e hanno un sonno ristoratore ogni notte. Come la maggior parte delle cose, non c'è una soluzione magica per un metabolismo che vi avvantaggerà. Ci vuole attenzione e dedizione per allenare il vostro metabolismo ad aderire alle vostre esigenze e non lavorare contro di voi. Non scoraggiatevi. Con la pratica e le prove, si potrebbe raddoppiare il tasso metabolico in poco tempo. Un enorme vantaggio per capire il vostro metabolismo è che cambiarlo sembra molto più raggiungibile.

Età e Metabolismo

Avrete sentito parlare di persone che non sono in grado di mangiare come i loro giovani. Potreste anche avervi fatto dire da qualcuno che le vostre abitudini alimentari raggiungeranno il vostro metabolismo. Purtroppo, l'età gioca un ruolo importante nel tasso metabolico. Invecchiando, il metabolismo rallenta. Questo rende più facile aumentare di peso e difficile perderlo. L'attività fisica tende a rallentare con l'età, quindi la quantità di energia che si brucia diminuisce. Quando i livelli di attività si abbassano, anche la massa muscolare si abbassa, facendo sì che il corpo abbia bisogno di ancora meno calorie per l'energia. Anche se si può diventare meno attivi e più lenti a bruciare calorie quando si invecchia, ci sono diversi passi che si possono fare per aumentare il metabolismo e ottenere quella pancia piatta.

Mangiare per Aumentare il Metabolismo

La maggior parte delle diete richiede di contare le calorie e di tenere traccia di quante ne mangiate in un giorno. Con il metabolismo, non si tratta di quanto si mangia, ma di cosa si mangia. Una semplice colazione può aumentare il metabolismo per un breve periodo di tempo. Ciò è dovuto all'effetto termico del cibo (TEF), che è causato dall'energia extra necessaria per assorbire, digerire ed elaborare le sostanze nutritive presenti nel cibo. Il modo migliore per sfruttare appieno questo processo è mangiare molte proteine. Questo perché le proteine causano il maggior aumento del TEF. Avere una sana dose di proteine nel vostro pasto può aumentare il vostro tasso metabolico fino al 15%. Se si confronta questo con il 2% per i grassi e il 7% per i carboidrati, non c'è dubbio che la proteina è il supereroe di un metabolismo forte. Gli studi dimostrano che gli individui mangiano 440 calorie in meno al giorno quando il 30% della loro dieta era costituito da proteine. Questo perché le proteine ti mantengono più a lungo pieno, rendendo più facile mantenere il tuo deficit calorico. Il consumo di una grande quantità di carne magra e di proteine vegetali permette al vostro corpo di combattere la perdita di muscoli. Quindi, ottenere abbastanza proteine è fondamentale per chiunque stia subendo una grande riduzione dei grassi, come te stesso!

Le proteine non sono l'unico alimento da tenere a mente quando si stimola il metabolismo; i cibi piccanti possono anche aumentare la capacità di bruciare i grassi. I cibi piccanti come i peperoni contengono una sostanza nota come capsaicina. La capsaicina è il composto utilizzato per produrre la sensazione di bruciore causato dal consumo di spezie. Anche se la capsaicina è un segno biologico per scoraggiare i mammiferi, compresi gli esseri umani, è ottima per aumentare il tasso metabolico a riposo. Gli studi dimostrano che mangiare peperoni in dosi sopportabili può far bruciare al corpo fino a 10 calorie in più per pasto. Anche se non si può contare su cibo piccante da solo per perdere peso, combinato con altre pratiche di aumento del metabolismo è in grado di fornire un vantaggio di perdita di peso.

Mentre siete in procinto di aggiungere alimenti ricchi di proteine e peperoni alla vostra dieta, considerate quante volte al giorno vorreste mangiare. La tradizione di tre pasti al giorno potrebbe frenare il vostro potenziale metabolico. Quando si mangiano grandi quantità con un grande lasso di tempo nel frattempo, il metabolismo rallenta per preservare la propria energia. Mangiare uno spuntino o un piccolo pasto ogni 3 o 4 ore permetterà al vostro metabolismo di razionalizzare e bruciare più calorie di quante ne brucerebbe se mangiaste solo a colazione, pranzo e cena. Gli studi dimostrano che le persone che fanno merenda spesso si sentono meno affamate e mangiano meno durante i pasti. Mangiare più frequentemente tende ad avere un impatto positivo su qualcosa di più del semplice taglio delle calorie. Spuntini sani possono effettivamente stabilizzare i livelli di glucosio nel sangue. I pasti più piccoli hanno meno glucosio rispetto alle loro controparti più grandi. Questo fa sì che la glicemia aumenti a un ritmo molto più lento, mantenendo bassi i livelli di cortisolo e la fame a bada. Questo tipo di dieta è particolarmente benefico per chi soffre di diabete o ipoglicemia. È importante ricordarsi di mangiare snack sani, anche se piccoli.

Bere per Aumentare il Metabolismo

Il cibo non è l'unica cosa nella vostra cassetta degli attrezzi che può influenzare il vostro metabolismo! Abbiamo discusso l'importanza di tagliare le bevande zuccherate dalla vostra dieta a causa dell'eccesso di calorie. Queste calorie vuote influenzano anche il vostro tasso metabolico semplicemente aumentando il numero di calorie che state consumando nel complesso. La soluzione più semplice è bere acqua. L'acqua non ha calorie e mantiene il corpo idratato. Infatti, l'acqua potabile accelera il metabolismo temporaneamente e ancora di più se l'acqua che si sta bevendo è ghiacciata. La ricerca suggerisce che bere mezzo litro d'acqua può aumentare il tasso metabolico a riposo di oltre il 20% per circa un'ora. Il vostro corpo avrà bisogno di ancora più energia per riscaldare l'acqua fino alla temperatura corporea, dandovi una spinta extra per bruciare i grassi. Provate a bere un bicchiere d'acqua prima del vostro prossimo pasto per non sentirvi affamati. Gli studi dimostrano che gli individui in sovrappeso che hanno bevuto acqua prima di sedersi a tavola hanno perso il 40% di peso in più rispetto a quelli che non l'hanno fatto. Pensate all'acqua come alla vostra arma segreta per una vita sottile.

Anche se l'acqua potabile è essenziale per una pancia piatta, ci sono altre due soluzioni per idratarsi e stimolare il metabolismo. Il primo dei due sarebbe stato bere tè verde. Il tè verde è a basso contenuto calorico. Quindi, bere questo tè è un bene per la perdita di peso e il mantenimento del peso. Il tè verde è noto per convertire il grasso in eccesso immagazzinato nel corpo in acidi grassi liberi. Questo aumenta il vostro potenziale di combustione dei grassi fino a oltre il 15%. Può effettivamente aumentare il vostro tasso metabolico del 5%. Il tè verde è un ottimo modo per mescolare la routine delle bevande. Aggiungete una piccola quantità di vero miele biologico per curvare la vostra golosità e aumentare il vostro metabolismo allo stesso tempo.

Il caffè è la seconda soluzione alla vostra routine dell'acqua consumata. La maggior parte di noi non può vivere senza caffè a prescindere, ma sapevate che potrebbe effettivamente aumentare il vostro metabolismo mentre vi dà il calcio in più per iniziare la mattinata. Il segreto di questo liquido miracoloso è la caffeina. La caffeina nel caffè nero può effettivamente aumentare la capacità di bruciare i grassi del 10%. Più peso si perde, più grasso si può bruciare bevendo caffè. La ricerca suggerisce che le persone magre che hanno bevuto caffè hanno aumentato il loro metabolismo il doppio di quello di una persona obesa. Parlare della bevanda che continua a dare!

Sonno e Metabolismo

Allo stesso modo in cui lo stress può influenzare il vostro obiettivo di perdita di peso, così come le vostre abitudini di sonno. Quando il corpo è privato del sonno, aumenta il livello di cortisolo. Questo invia segnali di fame al vostro cervello, che a sua volta vi fa desiderare cibi di conforto come carboidrati e grassi. La mancanza di sonno è stata collegata ad un enorme aumento dell'obesità in America. La voglia di fare le cose in grande non è l'unico ostacolo di una notte insonne. Quando il corpo è stanco, i livelli di zucchero nel sangue e la resistenza all'insulina salgono alle stelle, il che pone il corpo ad un rischio maggiore o lo sviluppo di diabete. La cosa più importante da ricordare è andare a letto. Ottenere un sacco di riposo in modo che il vostro corpo è in forma in punta di piedi per liberarsi di chili e appiattire il vostro mezzo. Purtroppo, non sempre è realistico dormire 8 ore ogni notte. La prossima volta che soffrirai di una notte non proprio riposante, ricordati che il tuo corpo è sotto stress e vorrai consumare dieci volte per recuperare il trauma.

Esercizio e Metabolismo

Dovreste pensare al vostro viaggio a pancia piatta come a una scala a due facce (scusate il gioco di parole). Da un lato si ha la propria dieta e dall'altro la propria routine di esercizio fisico. Ci vuole un importo calcolato da entrambe le parti per ottenere il successo. Quando si pensa di influenzare il proprio metabolismo, si dovrebbe usare lo stesso concetto. Aumentare il metabolismo con l'attività fisica può essere semplice come stare in piedi. Esatto! Una cosa semplice come investire in una scrivania in piedi o fare brevi pause a piedi durante l'orario di lavoro può bruciare 175 calorie in più al giorno!

Quando si tratta di aumentare il vostro metabolismo, vorrete fare qualcosa di più che stare in piedi. Le cellule muscolari richiedono una quantità esponenziale di energia, il che significa che più muscoli hai, più calorie bruci anche a riposo. Il modo migliore per aumentare la massa muscolare, anche a dieta, è sollevare cose pesanti. Il corpo umano è molto adattabile, quindi quando si solleva un peso pesante in modo regolare i muscoli crescono per adattarsi al peso. Aumentando i chili che sollevi, la tua massa muscolare crescerà e anche il tuo metabolismo aumenterà. Quindi, cogliete ogni occasione per stare in panchina, accovacciarvi, sollevare pesi e remare per vedere meno ciccia e più favolosi!

Una volta acquisita la padronanza dell'arte del sollevamento pesi, abbinatela all'High-Intensity Interval Training (HIIT) per trarre il massimo vantaggio da come l'esercizio fisico può aumentare il metabolismo. L'HIIT è un sistema di esercizio che spinge il corpo al limite e poi gli permette di riposare, per poi ricominciare il processo da capo. Simile al sollevamento pesi, questo tipo di esercizio permette di bruciare più grassi aumentando la frequenza cardiaca e permettendo al corpo di adattarsi al livello di attività nel tempo. Ecco perché correre per brevi periodi di tempo si è dimostrato migliore per il metabolismo rispetto al jogging per lunghi periodi di tempo. Infatti, qualsiasi esercizio intenso che si fa può essere fatto in una frazione del tempo con risultati migliori. Per esempio, se fate 1 minuto intero di squat e 1 minuto di riposo più e più volte, vedrete più risultati che se fate 3 serie di 10 squat nel corso di 20 minuti a causa del modo in cui il vostro battito cardiaco aumenta. Così, non solo gli esercizi HIIT vi faranno risparmiare tempo, ma vi daranno anche risultati migliori. Questo è vero indipendentemente dall'età.

Capitolo 10: Cardio e Allenamento dell'Allenamento

Capire l'Esercizio

Rimanere fisicamente attivi è essenziale per ottenere una pancia piatta e mantenere la salute generale. L'esercizio fisico è un'attività che richiede uno sforzo fisico, con lo scopo di migliorare o sostenere la salute e la forma fisica. L'esercizio fisico può aiutare a diminuire il rischio di gravi malattie come l'obesità, l'osteoporosi, le malattie cardiache e alcuni tipi di cancro. È anche benefico per la vostra salute mentale, aiutandovi a sciogliere la tensione e a rilassarvi. Per perdere peso bisogna bruciare più calorie di quante se ne consumino. È possibile farlo seguendo una dieta sana ed esercitandosi regolarmente. Due dei migliori esercizi da eseguire per aiutarvi a ottenere una pancia piatta sono gli esercizi aerobici e l'allenamento di forza. Combinate questi con un basso apporto calorico e avrete il corpo dei vostri sogni prima che ve ne accorgiate!

Esercizio Aerobico

Gli esercizi aerobici sono vari esercizi sostenuti come il jogging, la corsa in bicicletta, il nuoto o il canottaggio, che stimolano e rafforzano i polmoni e il cuore, e allo stesso tempo migliorano l'utilizzo dell'ossigeno nel corpo. In termini profani, l'esercizio aerobico è cardio. Gli studi dimostrano che il cardio è uno degli esercizi più efficaci per eliminare il grasso di pancia. È importante tenere presente che la frequenza del cardio è più importante dell'intensità. La ricerca suggerisce che le persone hanno perso più grasso da tutte le aree del loro corpo quando hanno eseguito l'esercizio aerobico per 500 minuti a settimana rispetto a quelli che hanno eseguito 300 minuti a settimana.

Il cardio è tutta una questione di perdita di peso e non di costruzione della massa muscolare. Ci sono un sacco di fonti là fuori che cercheranno di convincervi di quei 500 addominali al giorno o l'ultima e più grande macchina addominale vi darà una pancia piatta, ma non è questo il caso. Per ottenere una pancia piatta è necessario rimuovere lo strato di grasso che ricopre i muscoli addominali. Il cardio è l'unica soluzione per liberarsi di quello strato extra e, per fortuna, è fantastico nel bruciare calorie! Il trucco per fare cardiofitness è far pompare il sangue. Una volta che iniziate a muovervi e a portare la vostra frequenza cardiaca nella zona di destinazione (quanti battiti al minuto vi servono per bruciare calorie) inizierete a sudare e a respirare più intensamente. Durante questo processo, il vostro corpo comincia a bruciare calorie. Si bruciano più calorie più si lavora duramente e più a lungo. È importante trovare un esercizio aerobico che vi piaccia, in modo da non sentirvi come se la vostra routine di fitness fosse un lavoro di routine. Anche fare una camminata veloce ogni giorno vi aiuterà a bruciare il grasso della pancia.

Allenamento Della Forza

Indipendentemente dall'attività aerobica scelta, è importante combinarla con l'High-Intensity Interval Training (HIIT). Questo tipo di esercizio fa pompare il sangue mentre spinge i muscoli al loro limite. I pesi da sollevamento rinforzano le ossa e aggiungono massa muscolare al corpo. Avere più massa muscolare vi permetterà di bruciare più calorie mentre siete a riposo. Il sollevamento dei pesi è stato anche noto per aumentare i livelli di energia e l'autostima. Anche se l'allenamento di forza non influisce direttamente sull'addome, quando il grasso all'interno dei muscoli diminuisce, apparirà meno flaccido e più tonico. Tonificare i muscoli insieme al cardio coerente migliorerà il vostro progresso di perdita di peso, ma non aspettatevi di vedere i risultati dal lavoro sui vostri addominali da solo.

È importante concentrarsi sui gruppi muscolari principali in tutto il corpo per aggiungere più massa muscolare. I gruppi importanti su cui concentrarsi sono il petto, la schiena, i fianchi, i tricipiti, i bicipiti, le spalle, i glutei, i polpacci, le cosce e gli avambracci. Mentre lavorate per costruire questi gruppi muscolari, il vostro corpo avrà bisogno di più calorie, facendo sì che il vostro metabolismo raggiunga il suo massimo potenziale. Ciò significa che la maggior parte del cibo sano che mangiate andrà ad alimentare i vostri muscoli in crescita e non le vostre cellule di grasso. Insieme a questo, il vostro cuore condizionato sarà ancora più bravo a bruciare calorie, dandovi la combinazione perfetta per liberarvi di quei centimetri.

È importante ricordare che quando il grasso si stacca dal corpo, anche la pancia si restringe. Si dovrebbe pensare al grasso come a un organo che si trova in tutto il corpo. Non è possibile rimuovere il grasso da una parte del corpo alla volta a meno che non si utilizzi una procedura medica come la liposuzione. Man mano che la percentuale di grasso si abbassa, vedrete i cambiamenti ovunque, compresa la vostra pancia. Questo non significa che non dovresti lavorare con gli addominali, anche se dovresti essere strategico nel modo in cui lo fai.

Esercitate sempre gli addominali alla fine del vostro lavoro. Volete farlo perché li usate indirettamente per tutti gli esercizi che eseguite. I muscoli addominali sono considerati muscoli stabilizzatori che si dovrebbero utilizzare per mantenere la forma perfetta mentre l'allenamento di forza per ottenere risultati ottimali. Se vi concentrate sui muscoli mediani per il primo passo del vostro allenamento, essi saranno troppo stanchi per mantenere la forma per tutto il resto del vostro regime di esercizio. Ricordatevi di lavorare dai gruppi muscolari più grandi, come le gambe, al gruppo muscolare più piccolo, come gli addominali.

Rafforzare il proprio nucleo è essenziale per ottenere una pancia piatta. Il collaudato e vero metodo degli scricchiolii e degli addominali è efficace nel rafforzare il vostro nucleo, poiché fa lavorare i muscoli addominali più grandi che hanno il compito di flettere la colonna vertebrale. Lo stesso gruppo muscolare comprime l'addome per fornire un taglio in vita. Questo non è l'unico gruppo muscolare da tenere d'occhio. Gli obliqui interni ed esterni si trovano ai lati dell'addome e tengono tutto insieme. Si usano questi muscoli quando ci si piega lateralmente o si torce la colonna vertebrale. Lavorare questi muscoli è spesso importante perché comprimono anche l'addome. Per ottenere risultati ottimali dal lavoro di questi muscoli, provate ad aggiungere una torsione agli addominali o anche piccoli manubri. Gli addominali inferiori si trovano sotto gli obliqui ai vostri lati. Si tratta di un'area problematica per la maggior parte delle donne, soprattutto dopo il parto. Per rafforzare questo gruppo muscolare, concentratevi sul sollevamento della parte inferiore del corpo invece che della parte superiore del corpo con esercizi come il sollevamento delle gambe.

A Cosa Fare Attenzione

È una garanzia comune per voi essere più affamati quando vi allenate. È vero che avrete bisogno di più calorie dopo aver stabilito la vostra routine di fitness. Per alcuni è più facile sopravvalutare il numero di calorie che hanno bruciato, il che li porta a mangiare troppo. È importante concentrarsi su un'alimentazione sana in questa fase del viaggio, in modo da poter mantenere lo slancio della perdita di peso. Alcune persone diventano più affamate e vogliono mangiare ancora di più, mentre altre hanno una perdita di appetito dopo l'esercizio fisico. Questa è conosciuta come "anoressia da esercizio", che è legata ad una diminuzione dell'ormone della fame, il grelina. L'effetto che l'esercizio fisico ha sull'appetito varia da individuo a individuo.

Capitolo 11: Il Quadro Generale

Decidere di cambiare stile di vita per diventare la persona che si vuole essere non è mai facile. Soprattutto quando ci si trova di fronte a sfide che non si sono mai incontrate prima. Mettersi in forma è una decisione importante, ma che vi porterà benefici ogni giorno per il resto della vostra vita. Ora che siete equipaggiati con gli strumenti per iniziare il vostro viaggio di salute e fitness, vedrete che i chili cominciano a cadere. Non scoraggiatevi se il vostro peso comincia a salire o sembra impossibile perdere l'ultimo centimetro di ciccia rimasto sulla pancia.

Lavorare sul peso indesiderato non sarà sempre facile. Infatti, ci possono essere giorni in cui si vuole alzare le mani, urlare e smettere di essere frustrati. Ci vogliono più di 6 settimane per raccogliere i frutti del vostro nuovo stile di vita. Fino ad allora, vorrai navigare le tue nuove abitudini con una mentalità positiva, ricordandoti che tutti all'inizio faticano ad adattarsi ad una nuova routine. Sarete doloranti, sarete stanchi, e molto probabilmente avrete un po' di fame, ma tutto questo varrà la pena quando potrete guardarvi allo specchio e vedere la persona che avete sempre sognato di essere. Nei giorni in cui avete voglia di arrendervi, ricordate di essere grati per la nuova persona che state diventando e per tutto il duro lavoro che avete portato a termine. Vorrete essere grati per la vostra ritrovata energia e per la vostra crescente fiducia.

Ora che avete preso l'impegno di lavorare per il vostro corpo dei sogni, dovete sapere che la vostra pancia piatta non è una destinazione. Il vostro obiettivo di fitness deve essere visto come un viaggio continuo che vi sfida costantemente ad essere migliori. Pensate a voi stessi come a una persona attiva, anche se avete paura della corsa pomeridiana. Decidere di camminare più di quanto si guida. Reclutare un amico o trovare un individuo che è in viaggio come te. A volte è più facile alzarsi e andare se sapete che qualcuno vi sta aspettando.

Siate gentili con voi stessi. Ricordate che anche gli atleti olimpici hanno giorni di riposo per lasciare che il loro corpo si riprenda. Ascoltate il vostro corpo e non abbiate paura di prendervi un giorno di riposo dalla palestra o di andare super lenti nella corsa. Queste cose sono una parte importante per ottenere una pancia piatta e raggiungere i propri obiettivi di fitness. Se si lavora troppo si rischia di danneggiare gravemente i muscoli, rendendo ancora più difficile arrivare dove si vuole. Non abbiate paura di cambiare la vostra routine mentre crescete e cambiate. Nulla rimane mai uguale per sempre e nemmeno le vostre pratiche di benessere dovrebbero rimanere tali. La transizione, anche se a volte difficile, è una parte sana della crescita fisica e mentale.

Con gli strumenti forniti nelle pagine precedenti di questo libro, avete tutto il necessario per mangiare pulito, allenarvi duramente e girare la testa ovunque andiate!

Conclusione

Grazie per essere arrivati fino alla fine di *Come perdere il grasso della pancia: una guida completa per perdere peso e raggiungere una pancia piatta* . Speriamo che sia stato informativo e in grado di fornirvi tutti gli strumenti necessari per raggiungere i vostri obiettivi di fitness!

Il passo successivo è quello di mettere le azioni alle parole e lavorare per una perfetta pancia piatta!